GUIDE PRATIQUE DE NÉONATOLOGIE

Préface de Bruno-Paul TADY MUYALA B.

Laetitia Mavinga Mpola

GUIDE PRATIQUE DE NÉONATOLOGIE

Préface de Bruno-Paul TADY MUYALA B.

L'Harmattan

5-7, rue de l'École-Polytechnique ; 75005 Paris

www.editions-harmattan.fr

ISBN : 978-2-336-40867-5
EAN : 9782336408675

Abréviations et acronymes

- bpm : battements par minute
- BTS : bilirubine totale sérique
- C-I : contre-indication
- DLG : décubitus latéral gauche
- EST : exsanguinotransfusion
- FC : fréquence cardiaque
- FPN : faible poids de naissance
- Ig : immunoglobulines
- IM : intramusculaire
- IR : intra rectal
- IV : intraveineux
- IVD : intraveineux direct
- IVL : intraveineux lent
- LA : liquide amniotique
- LCR : liquide céphalo-rachidien
- OMS : organisation mondiale de la santé
- PC : périmètre crânien
- PL : ponction lombaire
- PN : poids à la naissance
- PT : photothérapie
- RCIU : restriction de croissance intra-utérine
- RPM : rupture prématurée des membranes
- SA : semaines d'aménorrhée
- T° : température
- UI : unité internationale
- VAS : voies aériennes supérieures
- VRI : voies respiratoires inférieures
- VIH : virus de l'immunodéficience humaine

Dédicace

« A tous mes mentors qui ont eu la bonté de me transmettre leurs connaissances en néonatologie, sans jamais se douter qu'elles seraient un jour enseignées aux jeunes »

Préface

C'est pour moi à la fois un grand honneur et un réel plaisir d'avoir été sollicité par ma jeune collègue de service, le professeur Dr Laetitia MAVINGA, pour préfacer son opus dont le titre ci-dessus.

Le professeur Laetitia MAVINGA était l'un de mes collaborateurs proches durant beaucoup de mes mandats tant dans le Département que dans le service de Néonatologie. J'ai eu l'opportunité de l'encadrer et d'assurer la direction de son mémoire conduisant à la spécialisation en pédiatrie.

Après sa maitrise en biologie cellulaire et moléculaire obtenue après 2 ans de séjour à l'Université Laval au Canada, le professeur Laetitia MAVINGA alors chef des travaux va regagner le Pays et reprendre ses activités dans le service de Néonatologie. Son zèle scientifique et sa qualité de chercheur avisé vont attirer l'attention de mon excellent collègue professeur Prosper LUKUSA qui n'hésitera pas à l'embarquer pour des recherches incluant la génétique humaine. Ces recherches vont aboutir à sa thèse d'agrégation.

Tout en gardant un pied en génétique, qui par ailleurs constitue une unité du service de Néonatologie jusqu'à ce jour, l'auteur n'a jamais renié celui-ci. C'est ce qui explique que le professeur Laetitia MAVINGA soit accrochée aux nouveau-nés et qu'elle lègue cet ouvrage à tous ceux qui ont la passion de cette catégorie d'enfants.

Le « Guide pratique de néonatologie » que le professeur Laetitia MAVINGA vient de lancer est un projet ambitieux que le service n'a jamais eu l'opportunité de concrétiser ; il gisait dans une armoire du service. La particularité de l'ouvrage, c'est qu'il fait fit du schéma classique se basant sur la sémiologie et la pathologie néonatale, du moins dans le chapitre I ; la sémiologie s'appuie sur les différents types de nouveau-nés, ceux qualifiés à risque et les nouveau-nés normaux à terme encore appelés nouveau-nés eutrophiques à terme, qui couvrent 80 à 90% des nouveau-nés d'une maternité standard ; les nouveau-nés à risque sont constitués des prématurés, des malnutris intra-utérins, des post matures et des macrosomes. Quant à la pathologie, elle comporte 4 grands groupes qui sont connus : les infections néonatales, les anomalies de l'âge gestationnel et du poids de naissance, l'asphyxie périnatale et les malformations congénitales auxquelles il faut ajouter quelques grands symptômes dont les ictères et les détresses respiratoires néonatales pour ne citer que ceux-là.

Pour l'auteur du présent guide, notre attention est le plus souvent focalisée sur les nouveau-nés à risque et sur les grandes entités nosologiques, et moins sur les nouveau-nés normaux à terme ; en conséquence, ceux-ci ne sont pas concernés dans les prises en charge globales tant dans les salles de naissances que dans les maternités. Le guide confirme cette assertion et critique cette façon d'agir pour les raisons suivantes : un nouveau-né à terme apparemment normal cache souvent des malformations qui échappent à un contrôle clinique de routine (hanche luxable que seule la manœuvre de Barlow peut détecter, artère ombilicale unique découverte lors de la section du cordon ombilical, cette anomalie étant l'arbre qui cache la forêt parce qu'elle s'accompagne de beaucoup de malformations cachées notamment squelettiques, imperforation anale et la liste est longue). En définitive, l'auteur insiste, dans le chapitre l, sur l'évaluation des premières heures de vie, particulièrement sur celle de la salle de naissances.

Le chapitre II introduit les techniques des soins en néonatologie : dans cette rubrique, l'auteur rejoint le classique mais en faisant la mise en garde sur la qualité des gestes posés par l'administrateur des soins : bien positionner le nouveau-né lors de la désobstruction des voies respiratoires supérieures, en effet la flexion et l'hyperextension du cou du nouveau-né sont prohibées, l'aspiration des secrétions commence toujours par la bouche pour se terminer par le nez (zone réflexogène), jamais ventiler au masque en cas d'inhalation méconiale etc.... Les critères d'une bonne ventilation sont donnés par l'auteur de l'opus.

Le chapitre II n'oublie pas, dans la rubrique de prise en charge thérapeutique, les ictères néonatals, ce grand symptôme qui se retrouve dans la grande majorité des entités pathologiques néonatales. L'avènement de la photothérapie intensive a révolutionné le traitement symptomatique des ictères néonatals et le professeur MAVINGA en parle avec bonheur en précisant que l'exsanguino-transfusion n'est pas encore obsolète, elle garde ses indications notamment dans les ictères sévères avec une hémolyse importante. En effet dans une telle situation même si la photothérapie intensive adopte un régime continu, elle risque d'être dépassée et laisser le flambeau à la vieille technique, puisqu'une séance d'exsanguino-transfusion se clôture presque toujours par une transfusion. Cet avantage échappe à la photothérapie.

Le chapitre III est en rapport avec l'alimentation du nouveau-né : l'auteur insiste sur l'allaitement maternel exclusif du nouveau-né à terme jusqu'à l'âge de 6 mois. Chez le nouveau-né de faible poids de naissance, il faut recourir, en l'absence du lait maternel, au lait adapté à ces types de nouveau-nés.

L'opus termine la série des exposés par le chapitre IV sur l'index pharmacologique néonatal, qui met l'accent sur les différents médicaments adaptés au nouveau-né en insistant sur la gamme des antibiotiques actuellement utilisés ; quant au chapitre V, il donne les valeurs biologiques normales.

Après avoir parcouru cet opus, il se dégage plusieurs informations utiles mais surtout pédagogiques ; l'auteur a touché les points les plus sensibles d'une prise en charge et qui réclament une mise au point afin d'éviter les dérapages qui conduisent aux pathologies iatrogènes. L'auteur nous a donné une grande leçon didactique ; que pouvons-nous tirer comme leçon ?

Tout nouveau-né est potentiellement malade, tant que nos organes de sens ne l'ont pas exploré, nous devons être dans l'expectative et observer le bébé sans être pressé de le sortir , parce que certaines situations s'accordent beaucoup de temps pour se manifester, comme la maladie des membranes hyalines qui se déclarent souvent quelques heures après une naissance normale chez un prématuré, comme la maladie hémorragique du nouveau-né au jour 2 ou 3 alors que le bébé veut sortir de la maternité, comme l'ictère par incompatibilité AB0 qui apparait souvent vers le 2e ou 3e jour alors que le médecin était pressé de sortir le bébé de l'hôpital sans demander les groupes sanguins mère-enfant ni compléter l'anamnèse dans les dossiers médicaux.

Nous recommandons vivement aux membres du corps médical : médecins, paramédicaux et étudiants, de s'approprier cet opus de contenu et de lecture facile.

Bruno-Paul TADY MUYALA BEMPUI
Professeur Emérite Néonatologue

Introduction

Le texte que je donne à lire a pour pierre de touche Guide pratique de néonatologie.
Certaines raisons justifient ces pages. En effet, les nouveau-nés sont particulièrement vulnérables pendant la période qui suit immédiatement la naissance. La majorité des décès de ces nouveau-nés se produit au cours des premiers jours de vie, le plus souvent en raison de causes qui sont évitables. Je signale aussi que des pratiques hospitalières et communautaires inappropriées actuellement constatées dans notre pays peuvent contribuer à l'augmentation des taux de morbidité et de mortalité néonatale. En outre, il existe une lacune dans les soins au nouveau-né.

Cependant, autre raison de cet ouvrage, la carence documentaire, la pauvreté des bibliothèques congolaises, le manque de guide pratique pouvant servir d'outil, de guide et de boussole dans la formation et l'accompagnement des chercheurs en médecine, surtout en pédiatrie, m'ont déterminée dans la réalisation de cet ouvrage. Le risque de ce vide documentaire peut être un obstacle pour une formation pratique en néonatologie, avec des éventuelles difficultés lors de travail de terrain et dans la pratique concrète.

Comme objectif, le présent document entend offrir un outil très pratique, destiné aux étudiants en médecine, aux jeunes praticiens ainsi qu'aux autres professionnels de santé qui œuvrent activement dans le domaine de la périnatalité. Il s'agit-là d'un protocole fondé sur des données scientifiques qui traitent des premières heures et des premiers jours de la vie. Ce guide clinique offre un accès, étape par étape, à un ensemble fondamental d'interventions en soins essentiels au nouveau-né, qui peuvent être administrés dans tous les environnements de soins. Il fournit également une aide pharmacologique néonatale et rassemble les principales valeurs biologiques de référence normales du nouveau-né normal à terme.

Ce qu'il faut bien voir, ce guide pratique a aussi pour objectif non seulement de combler le vide documentaire, mais surtout peut contribuer à une formation de qualité, au jugement, à l'ascèse critique, à initier aux fondamentaux de la néonatologie.

Certaines questions ont été soulevées dans ces pages. Quels sont les soins essentiels à apporter au nouveau-né normal à terme ? Quelles techniques des soins mettre en œuvre en néonatologie ? Quels sont les aliments appropriés pour nourrir le nouveau-né et comment s'y prendre ? Quel index pharmacologique néonatal entrevoir ? Que proposer comme valeurs de référence normales ?

Comme hypothèse, tant qu'il n'y aura pas des outils appropriés mis à la disposition des chercheurs et des étudiants, une telle carence documentaire ne peut qu'avoir un impact négatif pour une formation de qualité. Dans la pratique, des cadres ainsi formés auront des difficultés dans la pratique et sur le terrain. Ainsi, ils ne pourront pas prendre véritablement en charge les nouveau-nés par des soins adéquats et appropriés.

Je reconnais que les informations contenues dans ce document ne représentent pas nécessairement la seule ni la meilleure façon d'aborder une condition clinique néonatale, mais propose une approche pouvant aider le praticien dans certaines situations. Les apports des autres chercheurs sont souhaitables pour enrichir la réflexion. Je n'ai donc pas la prétention d'avoir épuisé les informations en ce qui concerne la néonatologie. Ce guide pratique s'intéresse aux fondamentaux en la matière. Les recommandations sont conformes aux normes actuelles mais peuvent évoluer et, certaines notions spécifiques telles les doses de médicaments peuvent varier au fil du temps.

La démarche mise en œuvre pour la rédaction de ce guide pratique est analytique, réflexive et critique, nourrie par l'expériences et diverses lectures sur les questions de néonatologie.

Ces pages ont été organisées en cinq chapitres. Le premier a pour matrice les soins essentiels au nouveau-né normal à terme. Le second chapitre a pour matrice les techniques des soins en néonatologie. La troisième porte sur l'alimentation utile au nouveau-né. L'index pharmacologique néonatal constitue l'objet du quatrième chapitre. Le dernier porte sur les valeurs de référence normales.

Chapitre 1
Soins essentiels au nouveau-né normal à terme

Les soins essentiels au nouveau-né sont les premiers soins pouvant être mis en œuvre aisément, même au niveau communautaire à tout nouveau-né. Il s'agit des recommandations de l'Organisation Mondiale de la Santé (OMS) en matière de soins au nouveau-né après la naissance qui sont efficaces et peu couteuses.

Ces soins doivent être administrés à tout nouveau-né normal à terme ne posant pas de problème d'adaptation à la vie extra-utérine, cela déjà en salle de naissance, puis à la maternité et, ces soins doivent se poursuivre à domicile.

Ce chapitre s'articule autour des trois points. Le premier parle des soins immédiats au nouveau-né en salle de naissance. J'évoque les soins à la maternité au second point. Le dernier porte sur les soins avant la sortie de la maternité.

1. Soins immédiats au nouveau-né en salle de naissance

Il me semble important d'évoquer les trente premières secondes ; sécher et réchauffer, le nouveau-né respire normalement : poursuivre le contact peau à peau

- Les 30 premières secondes : sécher et réchauffer

Autant que possible, il faut faire naitre le nouveau-né dans une salle chauffée (T° de la salle de naissance à 24-25°C), sans courant d'air (fenêtres et portes fermées), avec une lumière tamisée et dans le respect de l'intimité.

Après avoir annoncé l'heure de la naissance et le sexe du nouveau-né, il est recommandé de débuter les soins essentiels immédiats au nouveau-né :

1) Poser le nouveau-né sur le ventre ou la poitrine de sa mère pour assurer le premier contact peau à peau, la tête tournée sur le côté, le visage dégagé et visible puis le placer sous une source de chaleur radiante (idéal).

2) Sécher immédiatement la peau du nouveau-né (dans les 5 secondes après la naissance) à l'aide d'un linge sec et chaud, tout en évitant de retirer le vernix caseosa :

   - Essuyer soigneusement ses yeux, son visage, sa tête, son tronc et ses membres ;

   - Le réchauffer ;

   - Contrôler sa respiration pendant que vous le séchez.

3) Retirer rapidement les linges mouillés, recouvrir son corps avec un linge propre et chaud, et sa tête avec un bonnet puis le placer contre la poitrine de sa mère et privilégier le contact peau à peau.

4) Garder la T° ambiante de la pièce à 24-25°C.

5) Ne pratiquez pas d'aspiration nasopharyngée systématique, sauf si le nez ou la bouche sont obstrués. Dans ce cas aspirer délicatement les sécrétions d'abord de la bouche puis du nez. La désobstruction des VAS n'est pas impérative car elle peut provoquer une bradycardie vagale ou des ulcérations pharyngées. Mais elle doit être systématique en cas de :

   - Mauvaise adaptation à la vie extra-utérine

- Liquide amniotique méconial épais
- Encombrement oro-pharyngé évident
- Détresse respiratoire

Que faire si le nouveau-né respire normalement ?

- Le nouveau-né respire normalement : poursuivre le contact peau à peau

Si après les 30 premières secondes le nouveau-né respire normalement ou pleure, il est recommandé de :

1) Poursuivre le contact peau à peau sur le ventre de la mère, une pratique qui répond parfaitement aux recommandations de l'OMS de respecter la physiologie de la naissance et de favoriser le contact précoce mère-enfant après l'accouchement. Le contact peau à peau permet au nouveau-né de développer son comportement postnatal immédiat physiologique (contact avec la mère, reflexe de fouissement, ...), favorise une bonne régulation thermique et une bonne stabilité cardio-respiratoire du nouveau-né. Cette technique facilite la mise au sein et augmente la production de lait pour l'allaitement. Le contact peau à peau crée une harmonie entre la mère et son nouveau-né.
2) Placer un clamp et couper le cordon ombilical, vérifier la présence des 3 vaisseaux, réaliser l'antisepsie de la tranche de section du cordon et le laisser découvert (pas de pansement !).
3) Encourager la première tétée le plus tôt possible, dans l'heure qui suit la naissance.
4) Peser le nouveau-né et mesurer sa taille et son PC.
5) Prélever la T° axillaire.

6) Procéder à l'antibioprophylaxie conjonctivale : Instiller dans les yeux une pommade (Erythromycine 0,5%, Tétracycline 1%) ou un collyre antiseptique ophtalmique (Rifamycine : 1 goutte dans chaque œil ou Argyrol 0,5%) pour prévenir la conjonctivite gonococcique.

7) Administrer de la Vitamine K1 (2 mg par voie intramusculaire ou orale) pour prévenir la maladie hémorragique du nouveau-né.

8) Surveiller le nouveau-né toutes les 15 minutes pendant les 2 premières heures.

   Aidez la mère lors de l'allaitement pour vous assurer que le bébé est bien positionné et stable.

   Lorsque le bébé est prêt, conseiller à la mère de :

   - S'assurer que le cou du bébé n'est pas fléchi ni tordu ;
   - S'assurer qu'il est face au sein, son nez devant le mamelon et son menton touchant le sein ;
   - Tenir le corps du bébé près de son corps ;
   - Soutenir tout son corps, pas seulement son cou ou ses épaules ;
   - Attendre que la bouche du bébé soit grande ouverte ;
   - Et approcher le bébé de son sein, sa lèvre inférieure bien en-dessous du mamelon.

9) Le bain n'est pas recommandé à ce stade car risque d'hypothermie.

10) Le nouveau-né est transféré en suite de naissance qui est la petite pièce contiguë à celle de naissance, si possible toujours en peau à peau contre sa mère ou habillé chaudement.

Figure 1 : Allaitement maternel

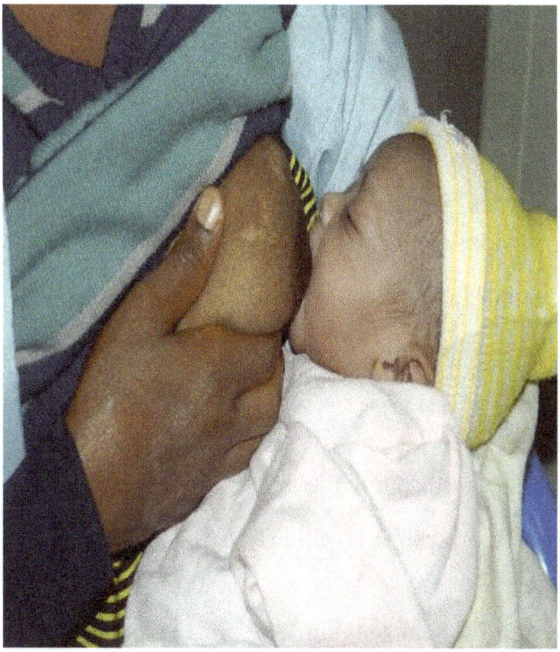

Quels sont les soins indispensables à la maternité ?

2. Soins à la maternité

Le séjour à la maternité doit permettre une surveillance du nouveau-né dans la phase d'adaptation à la vie extra-utérine, la détection des malformations congénitales ou de troubles médicaux, l'observation de la relation mère-enfant, le dépistage d'autres problèmes majeurs, ainsi que l'apprentissage, par la mère, des soins essentiels à donner à son enfant.

Ainsi il faut :

1) Favoriser le contact mère - nouveau-né : c'est la cohabitation du nouveau-né avec sa mère. Il s'agit du maintien 24 heures sur 24 du nouveau-né auprès de sa mère facilitant ainsi les mises au sein de jour comme de nuit par une meilleure identification des signes qui imposent une tétée. Cette pratique stimule la monte laiteuse tout en limitant le risque d'engorgement des seins.

2) Réviser le dossier obstétrical afin de dépister les facteurs de risque pour le nouveau-né et vérifier les différentes sérologies pour s'assurer que les traitements préventifs seront administrés à temps

3) Effectuer le premier examen clinique complet

4) Faire un hémogramme et un typage du groupe sanguin de routine

5) Évaluer toutes les 8 à 12 heures s'il y a présence d'ictère et mesurer la bilirubinémie si l'enfant est ictérique

6) Doser la glycémie capillaire (à l'aide du glucomètre) à 2 heures de vie

7) Le premier bain se déroulera après les premières 24 heures de vie afin de préserver la continuité olfactive depuis la naissance jusqu'au démarrage de l'allaitement.

8) Le soin du cordon sera systématique au décours du bain. En dehors de la toilette, si l'ombilic est souillé une phase de détersion avec un savon liquide, un rinçage et un séchage soigneux est indispensable.

Ce qu'il faut bien voir, il y a des soins à entreprendre avant la sortie de la maternité. C'est l'objet du point suivant.

3. Soins avant la sortie de la maternité

Il est nécessaire que le nouveau-né soit examiné après 48 heures de vie pour permettre la détection de certains problèmes qui n'étaient pas détecté en postnatal immédiat (ictère, souffle cardiaque, difficultés d'allaitement, déshydratation).

On doit s'assurer :

- Que le nouveau-né tète au sein, que la mère se sent à l'aise pour mettre son enfant au sein et qu'elle sait positionner le nouveau-né lors de la tétée.
- Que la mère a reçu l'information sur les soins au nouveau-né et les conseils de prévention et de sécurité.
- Que la mère sait reconnaitre les principaux signes de danger

Figure 2 : Principaux signes de danger

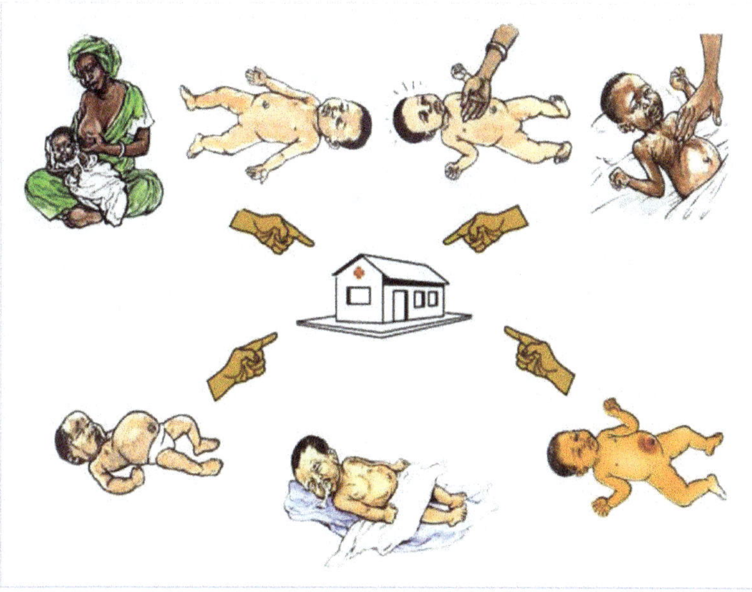

Conclusion

Il est important de savoir que la prise en charge du nouveau-né durant la première semaine de vie, est du ressort de la périnatalogie : le pédiatre et l'obstétricien doivent travailler en harmonie complète ; ils doivent se soucier du bien-être du nouveau-né et de sa mère, privilégier la relation mère-enfant et encourager l'allaitement maternel.

Il me faut à présent rappeler les techniques des soins en néonatologie dans le chapitre qui suit.

Chapitre 2
Techniques des soins en néonatologie

Ce chapitre a pour matrice les techniques des soins en néonatologies. Il y a la désobstruction des voies aériennes supérieures, la ventilation, le massage cardiaque externe (compressions thoraciques), le cathétérisme de la veine ombilicale, la photothérapie, l'exsanguinotransfusion, les soins du cordon ombilical

1. Désobstruction des voies aériennes supérieures

- Le positionnement
  - Placer le nouveau-né en décubitus dorsal (couché sur le dos), le cou en position neutre ou légèrement en extension (position du « chien humant ») car l'hyperextension ou la flexion du cou peuvent obstruer les voies aériennes. Un positionnement approprié peut être facilité en plaçant une serviette ou une couverture enroulée sous les épaules du nouveau-né.
  - S'il y a des sécrétions abondantes, placer le nouveau-né sur le côté avec le cou en légère extension.
- L'aspiration
  - L'opérateur descend doucement la sonde d'aspiration de calibre 8 ou 10 F clampée (avec les doigts ou le coupe vide manuel) jusqu'à la bullée ;

Remonter de 0,5 cm environ la sonde et déclamper là. Il continue à remonter doucement en vrillant celle-ci pour ramener le plus de sécrétions possibles.
- Lors de l'utilisation de la poire, il presse avant de l'insérer dans la bouche ou le nez du nouveau-né. Une aspiration douce est en général suffisante.

La seconde technique indispensable est la ventilation. Tel est l'objet du point suivant.

2. Ventilation

La plupart des nouveau-nés qui nécessitent une aide ventilatoire peuvent être ventilés avec un masque et un ballon.

- Indications d'une ventilation en pression positive :
  - Apnée ou gasps
  - FC < 100/min
  - Cyanose centrale persistante malgré 100% d'oxygène passif

- Taille de masque facial et du ballon
  - Choisir un masque facial de taille adaptée qui couvre le nez, la bouche et la pointe du menton sans recouvrir les yeux. Pour les prématurés, les nouveau-nés à terme et les macrosomes il faut prévoir des masques de tailles différentes. Un masque trop grand ne s'adapte pas bien sur le visage et peut blesser les yeux du nouveau-né. Un masque trop petit ne couvre pas la bouche et le nez (et peut boucher le nez).
  - Pour un nouveau-né à terme, choisir un ballon offrant un volume de 500 ml. Il a besoin de 15 à 25 ml à chaque insufflation (5 à 8 ml/Kg). Un prématuré

a besoin d'un volume plus faible : 5 à 10 ml par insufflation. En utilisant un ballon de 750 ml (ou plus grand), il est difficile de respecter ce volume courant et cela augmente le risque de complications (Exemple : distension).

- Assistance ventilatoire
  - Il est recommandé de ventiler en oxygène pur (100%) ; néanmoins, si l' oxygène n'est pas disponible, une ventilation en pression positive peut être débutée avec l'air ambiant.
  - Ventiler le nouveau-né avec une fréquence de 40 à 60/min (càd moins d'une insufflation par seconde).

    L'étanchéité entre le masque et la face est obtenu par une pression modérée exercée par ces deux doigts. Puis on luxe un peu vers l'avant le maxillaire inférieur avec l'annulaire et l'auriculaire.

    Les insufflations se font avec l'extrémité des doigts. Presser sur le ballon avec deux doigts seulement ou avec la main en fonction de la taille de cette dernière. N'exercer aucune pression, ni sur la trachée, ni sur les yeux du nouveau-né.
- Critères d'une ventilation efficace :
  - Le thorax se soulève.
  - Présence des bruits respiratoires de deux côtés.
  - Amélioration de la coloration cutanée et de la fréquence cardiaque.
- Une mauvaise réponse aux efforts de ventilation peut résulter de :
  - Une mauvaise adhérence entre le visage du nouveau-né et le masque. Correction : repositionnez le masque sur le visage ; vérifiez la bonne adhérence lorsque vous appliquez le masque, en particulier entre la joue et le nez.

- Une mauvaise position de la tête et du cou. Correction : repositionnez la tête.
- Une pression de ventilation insuffisante. Correction : il peut être nécessaire d'augmenter la pression d'insufflation.
- Obstruction des voies aériennes. Correction : repositionner la tête, aspirer si nécessaire, ventiler en maintenant la bouche ouverte.
- Distension gastrique. Correction : mettre une sonde orogastrique de diamètre 8 ou 10 F et laisser l'extrémité ouverte. Aspirer régulièrement avec une seringue.

Il est important de rappeler le massage cardiaque externe (compressions thoraciques) dans les pages qui suivent.

3. Massage cardiaque externe (compressions thoraciques)

- Indication.

  FC < 60/min après 30 secondes d'assistance ventilatoire adéquate avec de l'oxygène pur (100%).
- Technique.

  Deux techniques de compressions peuvent être utilisées, toutes les deux se faisant sur la moitié inférieure (tiers inférieur) du sternum.
  - Technique avec les deux pouces.

    Les deux pouces sont placés sur le tiers inférieur du sternum, l'un à côté de l'autre. Les autres doigts empaument le thorax et soutiennent le dos. Cette technique génère une bonne pression systolique et une bonne perfusion des coronaires.
  - Technique avec deux doigts.

L'annulaire et le majeur d'une main sont placés sur la moitié inférieure du sternum. L'autre main peut soutenir le dos du nouveau-né.

- Séquence compression-ventilation.

  Les compressions thoraciques et les ventilations sont coordonnées. Appliquer des compressions déprimant le thorax du tiers de son diamètre antéropostérieur où pour obtenir un pouls palpable.

  Le rapport compression/ventilation est de 3/1. Trois compressions thoraciques sont suivies d'une insufflation. Il peut être utile pour la personne qui masse de compter à haute voix : « Un et deux et trois et souffle et … ».

  Faire un cycle complet (trois compressions et une insufflation) toutes les 2 secondes pour obtenir 90 compressions et 30 insufflations (soit 120 évènements) par minute.

- Après 30 secondes de MCE avec une assistance ventilatoire, réévaluer la FC du nouveau-né.

  Interrompre les compressions thoraciques quand la FC est égale ou supérieure à 60/min. Si la FC est inférieure à 60/min, continuer les compressions thoraciques et administrer de l'Adrénaline par voie intraveineuse, ombilicale, intra osseuse ou intratrachéale.

Le cathétérisme de la veine ombilicale n'est pas à négliger.

4. Cathétérisme de la veine ombilicale

Le cathétérisme de la veine ombilicale est le moyen privilégié d'accès vasculaire parce qu'elle est facilement repérée et facilement catheterisable. La voie ombilicale ne sera utilisée chez le nouveau-né que jusqu'au 7e jour de la vie pour l'exsanguinotransfusion. Après il sera nécessaire d'utiliser d'autres veines profondes (veine jugulaire interne, veine sous-clavière, veine fémorale)

Technique :

1. La région ombilicale est désinfectée à l'alcool iodé.
2. Le champ fenêtré est mis en place autour du cordon ombilical.
3. Le cordon ombilical est sectionné à quelques millimètres (1 cm) de son implantation sur la paroi abdominale. Un fil est passé en sous-cutané autour de l'orifice ombilical de manière à réaliser « un cordon de bourse » qui permettra de maitriser tout saignement au niveau des vaisseaux ombilicaux
4. Un cathéter de 3,5 F ou 5 F est préalablement rincé avec du sérum physiologique hépariné, et fermé par un bouchon.
5. La veine et les deux artères ombilicales sont identifiées facilement à l'extrémité du cordon ombilical. La veine ombilicale est alors repérée : elle est de forme aplatie, paroi mince et généralement située au niveau du cadran supérieur droit de la section ; les artères ont une paroi épaisse, et sont souvent contractées.
6. Le moignon ombilical est maintenu en légère traction avec une pince fine à disséquer pour faciliter l'introduction du cathéter. Le cathéter est introduit dans la veine ombilicale jusqu'à ce que son extrémité soit juste en dessous de la peau et qu'il y ait un bon retour sanguin.
7. La longueur du cathéter à introduire dépend de la taille et du poids de l'enfant. En moyenne, entre 6 et 8 cm à

partir du plan cutané abdominal (cathéter gradué à 5.6.7.8.9.10 et 15 cm).

8. Si un obstacle gène la progression du cathéter, il faut retirer celui-ci de quelques centimètres, puis le réintroduire.
9. Le fil d'hémostase est alors resserré et noué
10. Le cathéter est maintenu contre la paroi abdominale par un pansement adhésif.

- Indications :
  - Exsanguinotransfusion
  - Perfusion des solutions isotoniques
  - Voie d'accès rapide pour transfusion et d'administration des médicaments
- Complications :
  - Infection
  - Embole gazeux si de l'air entre dans le cathéter ombilical.
  - Administration des médicaments directement dans le foie avec un risque de lésion hépatique si le cathéter est poussé trop loin.

Je rappelle dans les pages qui suivent l'importance de la Photothérapie.

5. Photothérapie

La photothérapie (PT) est actuellement le traitement de référence de l'ictère du NN. Il s'agit d'un traitement symptomatique de l'ictère à bilirubine libre ou non conjuguée. En effet, la photothérapie permet la transformation au niveau de la peau de la bilirubine non conjuguée plasmatique en métabolites solubles éliminés dans les urines. Elle permet l'élimination de la bilirubine mais n'agit pas sur l'étape de la production de la bilirubine.

L'indication de la photothérapie exige une prescription qui s'appuie sur un dosage de la bilirubine totale sérique (BTS) et non sur la seule évaluation de l'ictère par une mesure transcutanée.

L'agent actif de la photothérapie est la lumière dans le spectre 420 – 490 nm délivrée par les dispositifs médicaux équipés de diverses sources. L'absorption de l'énergie lumineuse par la bilirubine non conjuguée présente au niveau cutané, produit une conversion en photo-dérivés excrétés dans les urines et les selles sans nécessité de conjugaison hépatique (étape limitante de l'élimination de la bilirubine chez le nouveau-né).

Plusieurs facteurs interviennent dans l'efficacité d'un appareil de photothérapie : l'énergie dispensée par la source lumineuse (intensité lumineuse fournie à la peau = irradiance) et la longueur d'onde de la lumière utilisée. Mais les modalités de traitement interviennent aussi, comme la distance entre l'enfant et la source lumineuse, la surface exposée et la durée d'exposition. Le rapport entre la production et l'élimination de la bilirubine chez l'enfant traité (étiologie de l'ictère) joue aussi un rôle dans la réponse clinique à la photothérapie. Ce sont donc tous ces éléments cités (spectre lumineux, surface exposée, intensité lumineuse fournie, durée d'exposition) qui conditionnent la prescription de la photothérapie.

La longueur d'onde de la lumière utilisée est importante. En effet, une peau ictérique donc jaune est susceptible d'absorber plus facilement la lumière bleue (longueur d'onde 450 nm). La lumière bleue pose toutefois le problème de la surveillance de la couleur de l'enfant sous photothérapie et est très désagréable pour les soignants. La lumière verte, plus tolérable, pénètre plus profondément et serait susceptible d'interférer sur la liaison bilirubine - albumine. Ceci explique pourquoi la lumière blanche reste encore très utilisée.

Il existe trois niveaux de photothérapie selon l'irradiance: les dispositifs en berceau ou maternisés (< 1 $\mu W/cm^2/nm$), la photothérapie classique (1 à 2 $\mu W/cm^2/nm$) et la photothérapie intensive (≥ 3 $\mu W/cm^2/nm$).

- Les dispositifs en berceau

Avec fibres optiques ou tube fluorescent à lumière bleue (type Bilibed® Medela), ces dispositifs ne dispensent la lumière que dans le dos mais au contact de l'enfant. Ils autorisent donc l'utilisation du BTC (bilirubine trans - cutanée) sur la face ventrale du nouveau-né durant la photothérapie. Ils ont peu d'effet sur l'hydratation et la température de l'enfant et ne nécessitent pas de monitorage ou de protection oculaire. Le seul problème est celui de leur efficacité car ces systèmes délivrent de faibles doses de lumière et le spectre des fibres optiques est peu efficace sur la bilirubine cutanée. Une méta - analyse de la Cochrane Database retrouve que l'efficacité de ces systèmes est supérieure à l'absence de traitement mais inférieure à celle de la photothérapie classique. Cependant, chez le prématuré, l'efficacité est la même que celle de la photothérapie conventionnelle. Ces dispositifs peuvent toutefois être utilisés en complément d'un système de photothérapie conventionnelle.

- La photothérapie classique ou conventionnelle

Il s'agit d'un dispositif uniface dont l'intensité lumineuse dispensée est dans une utilisation à 35 cm et au mieux de 2 à 2,5

$\mu W/cm^2/nm$. La réduction attendue de la bilirubinémie est de 40% sur 24h.

Elle utilise une source lumineuse constituée de tubes (6 à 8), si possible de lumière bleue. Seule la face ventrale du nouveau-né est placée sous photothérapie (l'appareil est placé au-dessus de l'incubateur), mais l'efficacité peut être améliorée en augmentant la surface exposée avec un miroir placé sous l'enfant et un hamac translucide ou photo-transparent. Elle est efficace mais requiert de durées de traitement plus longues d'environ 24 heures et devra souvent être réalisée en continu.

Indications de la photothérapie classique :

- Ictère du prématuré par immaturité hépatique ;
- Ictère hémolytique par incompatibilité fœto-maternelle (ABO, Rhésus...) ;
- Avant et après chaque exsanguinotransfusion.

- La photothérapie intensive

Avec une irradiance plus élevée (>2,5 – 3 $\mu W/cm^2/nm$) et une surface exposée plus importante et plus proche de la source lumineuse, la photothérapie intensive est beaucoup plus efficace et est réservée aux appareils biface. Elle permet de baisser le taux de bilirubine totale de 20 % en moyenne en 4 heures, voire 30 % en 2 à 5 heures ou 40% sur 6 à 12h de traitement. Son efficacité permet de limiter le recours à l'exsanguinotransfusion en cas d'hémolyse sévère.

Les modalités d'utilisation de la photothérapie sont très variables d'une équipe à l'autre. Il est recommandé de faire de séquence de 3 h (voire 4 h), cela doit être adapté à l'intensité et au mécanisme étiologique de l'ictère.

Deux types de sources lumineuses équipent les dispositifs :

1. Tubes fluorescents avec dispositifs souvent encombrants, dégageant beaucoup de chaleur et nécessitant de nombreux tubes et un rapprochement à 20-25 cm pour obtenir l'intensité cible, perdent leur efficacité au fur et à mesure de leur utilisation (changement régulier).
2. LED diffusent une lumière froide à très forte énergie, mais plus focalisée avec très grande longévité. Les dispositifs de seconde génération diffusant une lumière homogène et intense sur l'ensemble du plan de traitement ont une efficacité meilleure que celle des lampes fluorescentes.

Je rappelle dans les lignes suivantes les modalités pratiques de la photothérapie.

Modalités pratiques

L'efficacité de la photothérapie dépend certes des caractéristiques de l'appareil mais aussi des modalités d'utilisation : distance entre l'enfant et la source lumineuse, surface cutanée exposée et durée d'exposition.

Pendant la photothérapie :

- NN nu, en décubitus dorsal, idéalement avec une couche et sans bonnet. L'augmentation de la surface exposée est aussi un facteur de meilleure efficacité. L'enfant doit donc être placé nu, sans couche ni bonnet. L'utilisation d'un miroir ou de fibres optiques associées à la photothérapie conventionnelle permet d'augmenter la surface exposée, donc l'efficacité.

- Positionner le NN à une distance inférieure à 50 cm, idéalement à moins de 20 à 30 cm de la source lumineuse. Ceci explique pourquoi les photothérapies par fibres optiques, moins efficaces que les tubes classiques mais placées au contact de l'enfant, diminuent aussi la bilirubinémie. Dans les dispositifs de photothérapie intensive, l'enfant est placé très près de la source lumineuse et ceci contribue à la très grande efficacité de ces systèmes.
- Monitoring cardio-respiratoire recommandé pour notamment dépister une tachycardie symptomatique d'une hyperthermie ou le retentissement d'une compression nasale due à une mauvaise position des lunettes.
- Assurer une bonne hydratation par une alimentation régulière : il n'est pas recommandé d'interrompre l'allaitement pendant la photothérapie. Chez les enfants prématurés et les FPN, certains pédiatres proposent d'augmenter la ration hydrique de 15 à 20% afin de compenser l'augmentation des pertes hydriques liées à la photothérapie par lampes fluorescentes. Dans tous les cas l'alimentation doit être optimisée c'est-à-dire l'alimentation entérale privilégiée (pour activer l'élimination digestive de la bilirubine). Donc les tétées doivent être fréquentes (toutes les 3 h) et l'allaitement maternel soutenu.
- Protéger les yeux du NN à l'aide de lunettes appropriées sans comprimer le nez.
- Vérifier régulièrement la bonne position des lunettes.
- Réaliser une surveillance continue de la T° sous photothérapie, dans la première demi-heure puis toutes les heures.
- La durée de la photothérapie est discutée. L'utilisation peut être continue sur 24 heures ou discontinue par séances plus

ou moins longues (le plus souvent 4 à 8 heures). L'intérêt théorique de la photothérapie discontinue serait de permettre une ré -équilibration entre les taux sanguins et cutanés de la bilirubine lors de la phase d'arrêt et obtenir ainsi une meilleure efficacité du traitement. Pour certaines équipes, la photothérapie simple, moins efficace, pourrait être utilisée en continu et la photothérapie intensive, permettant une baisse très rapide des taux cutanés, devrait être utilisée en séances discontinues de 4 à 8 heures. Enfin lorsque la photothérapie est utilisée en alternative à l'exsanguinotransfusion lors d'hémolyse sévère, elle ne peut être qu'intensive et en continu.

- Enfin, l'indication de la photothérapie en fonction du taux de bilirubine et de l'âge de l'enfant a fait l'objet de nombreuses courbes. Une des plus anciennes est celle de Cockington, encore utilisée par de nombreuses équipes. Plus récemment, l'Académie américaine de Pédiatrie a publié une courbe d'indication selon l'âge gestationnel (à terme et proche du terme) et les facteurs de risques associés. Quoi qu'il en soit, il est certainement important au sein d'une équipe pédiatrique de maternité de déterminer une courbe de référence selon les normes de son laboratoire et les caractéristiques de son recrutement, afin d'homogénéiser les pratiques et de limiter les risques médico-légaux en cas d'accident.
- Tous ces facteurs expliquent pourquoi les modalités ne peuvent être univoques. En dehors des ictères hémolytiques sévères où une efficacité maximale rapide est recherchée et où seule la photothérapie intensive et continue peut permettre de limiter le recours à l'exsanguinotransfusion, il ne peut exister de recommandations précises d'utilisation. Toutes les modalités sont possibles (photothérapie intensive d'emblée, association photothérapie simple et photothérapie

par fibres optiques ou Bilibed® en berceau, photothérapie simple en sevrage de la photothérapie intensive pour limiter le phénomène de rebond...).

- Les effets secondaires de la photothérapie sont à connaître car ils peuvent être source d'incident ou d'accident.
  - La photothérapie rend aussi impossible l'utilisation du BTC dans les 9 à 12 heures après son arrêt, voire 18 à 24 heures. Toutes les méthodes cherchant à occlure une zone cutanée pour permettre l'utilisation du BTC sous photothérapie n'ont pas fait preuve de leur fiabilité. Par contre, lors de la photothérapie en berceau, l'utilisation du BTC est possible sur la face ventrale de l'enfant.
  - Déshydratation et troubles électrolytiques suite à l'augmentation des pertes insensibles.
  - Troubles digestifs : diarrhées
  - Hyperthermie, instabilité de la température : à surveiller par une courbe de température ; cet effet secondaire n'est pas observé avec la photothérapie en berceau.
  - Lésions rétiniennes : à prévenir par bandage des yeux, ou lunettes non rigides.
  - Syndrome du bébé bronzé (rare) : à prévenir par le changement de position de l'enfant toutes les deux heures en cas de photothérapie continue.
- Les contres indications : Les maladies hépatiques (hépatites, ictères cholestatique) qui sont généralement des ictères à bilirubinémie conjuguée. Ainsi dans toute hyperbilirubinémie conjuguée, la photothérapie est automatiquement contre-indiquée.

Il y a un suivi à envisager.

- Suivi
  - La photothérapie sera poursuivie tant que la BTS sera dans les zones d'indication de photothérapie.
  - La surveillance de l'efficacité et l'arrêt d'un traitement par photothérapie se fait sur un dosage de BTS et sa comparaison avec les critères d'indication.
  - Dans les situations d'ictère sévère notamment hémolytique, le dosage de BTS sera réalisé 6 à 12 heures après le début de la photothérapie pour vérifier son efficacité.
  - La dosage de la BTS, pour contrôle de l'efficacité, peut être réalisé sans délai par rapport à l'arrêt d'une séquence de photothérapie.

Figure 3. Photothérapie classique

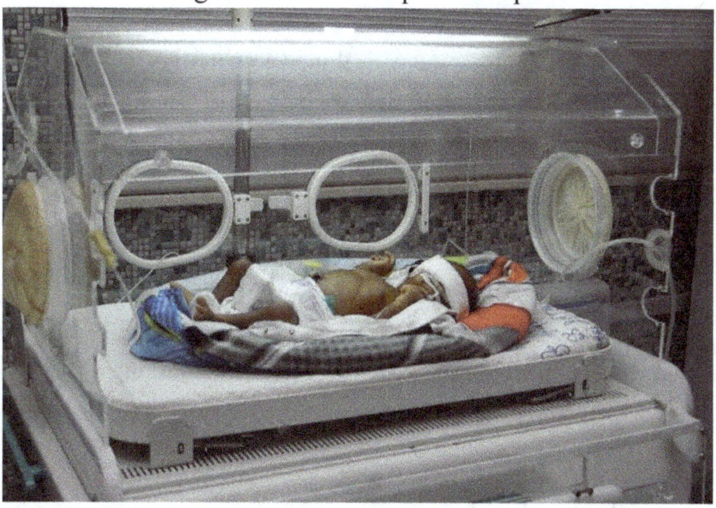

Que retenir sur l' exsanguinotransfusion ?

6. Exsanguinotransfusion

L'exsanguinotransfusion (EST) est devenue exceptionnelle depuis l'avènement de la photothérapie intensive, néanmoins il reste des indications. C'est une thérapeutique transfusionnelle qui impose une anticipation technique.
Elle permet d'éliminer mécaniquement et rapidement la bilirubine circulante en excès et si besoin de corriger une anémie, tout en maintenant une stabilité du volume circulant. Dans les immuno----hémolyses elle épurerait aussi une partie des anticorps maternels. Elle consiste en un échange épurateur volume à volume de deux masses sanguines (soit 160 ml/kg) avec du sang total reconstitué.

- Indications : elles sont posées sur la bilirubinémie interprétée selon l'âge post-natal en heure et pondérée par l'âge gestationnel et des conditions à risque aggrave de neurotoxicité.

Depuis l'introduction de la photothérapie intensive, l'EST est devenue rare mais elle est :

- Formelle si l'hyperbilirubinémie s'associe à des signes neurologiques (hyperextension du cou, difficultés alimentaires, somnolence, hyperexcitabilité, cri aigu, …).
- À discuter si l'hyperbilirubinémie dépasse les capacités de la photothérapie intensive, soit qu'elle soit résistante à ce traitement déjà débuté, soit que le délai d'efficacité de la photothérapies intensive soit trop long. La grande préoccupation est celle de doser la fraction libre de la bilirubine, technique qui n'est pas utilisée dans nos laboratoires.

- Préparation

Le NN doit être mis en condition préalable et surveillé durant toute la procédure ; il faut assurer :

- Le réchauffement
- L'aspiration gastrique préalable
- La contention
- L'oxygénation surveillée et le monitorage cardiaque
- Un apport continu du sérum glucose à 10% contenant les électrolytes associe à un arrêt de l'alimentation pendant l'EST.

Le sang est réchauffé à température ambiante. On effectue des échanges de 3 ml/kg et les échanges doivent être pratiqué lentement avec un temps de pause après l'injection et avant la soustraction suivante. On estime qu'il faut environ 30 minutes à 1 heure pour une masse sanguine complète.

La première soustraction de sang est réservée aux examens biologiques (Bili T, D, I) et l'hémoculture éventuellement si l'infection est suspectée comme l'une de causes de l'ictère.

- Injection de 1 ml de gluconate de calcium à 10% n'est plus systématique dans les derniers protocoles car l'hypocalcémie est transitoire et beaucoup moins fréquente et profonde avec les nouveaux conservateurs du sang.
- L'EST se termine toujours par une injection de sang, après prélèvement dû contrôle de bilirubinémie pour juger de l'efficacité du geste et de NFS.
- Le nouveau-né doit être mis sous photothérapie intensive dès la fin de l'EST (recirculation de bilirubine tissulaire et persistance de l'hémolyse).
- Prévoir un contrôle de Calcium, ionogramme, bilirubine, NFS, plaquettes 8h après la fin du geste (adaptation

thérapeutique et surveillance, correction métabolique et hématologique).

1. La tubulure de rejet du sang est connectée au robinet. L'extrémité libre de la tubulure est introduite dans le sac collectant du sang rejeté, celui-ci étant en position déclive par rapport à l'enfant.
2. La seringue verrouillable est connectée sur l'embout femelle de la clé du robinet
3. La trousse de transfusion est connectée au bocal de sang puis purgée et connectée au robinet
4. Enfin, le cathéter ombilical est raccordé au robinet

– Technique d'exsanguinotransfusion (EST)

Cette opération consiste à mettre en relation la seringue successivement avec les trois voies du robinet (cathéter, tubulure de rejet du sang, tubulure de transfusion) selon une séquence très précise. Ceci est réalisé en faisant tourner le corps de la seringue sur lui-même dans le sens des aiguilles d'une montre pour placer l'index du robinet dans l'alignement de l'une des trois voies.

1ère phase : l'index du robinet est mis en position de sorte que la seringue et le cathéter ombilical se trouvent en communication. On aspire environ 15 ml de sang de l'enfant ;

2ème phase : tourner le robinet pour rejeter le sang de la seringue à travers la tubulure de vidange ;

3ème phase : tourner le robinet et aspirer 15 ml du sang à transfuser ;

4ème phase : l'index du robinet est placé comme à la 1ère phase pour injecter du sang à travers le cathéter.

Cette séquence est répétée de manière à renouveler 85% du volume de sang de l'enfant. Le volume sanguin moyen est de 80 ml/kg, la recirculation du sang transfusé conduit donc à injecter du volume supérieur à deux fois la masse sanguine.

La fiche jointe au plateau d'instruments permet de consigner les données cliniques et biologiques, ainsi que les paramètres essentiels de chaque séquence de l'EST.
A chaque phase de transfusion (phase 4), il faut veiller à ne pas créer d'embolie gazeuse. Pour cela, il est indispensable de prendre les précautions suivantes :

- toujours injecter en tenant la seringue inclinée vers le bas ;
- vérifier régulièrement que la seringue ne contienne plus d'un ml d'air. Si le volume d'air est trop important, il faut alors purger celui-ci en tenant la seringue orientée vers le haut.
- Le bouchon latex placé sur la clé du robinet permet de répéter des injections à l'aiguille pour un traitement adjuvant (gluconate de calcium à chaque 100ml de sang exsanguiné).

– Avantages de l'EST

Il est nécessaire de souligner 2 avantages importants de l'EST :

- La réduction des antibiotiques chez le nouveau-né ;
- La correction de l'anémie dans les situations graves d'hémolyse.

Il y a aussi les soins du cordon ombilical à évoquer.

7. Soins du cordon ombilical

Le soin du cordon ombilical est un geste d'hygiène, pratiqué quotidiennement par le personnel soignant de la maternité, du service de néonatologie et par la mère.

Le but de ces soins est de permettre une cicatrisation rapide de l'ombilic, et prévenir les infections.

Ce geste nécessite un certain nombre de connaissances et de compétences du personnel soignant pour transmettre ces connaissances à la mère et faciliter ainsi la prise en charge des nouveau-nés à domicile car les séjours en maternité sont très courts (48-72 heures), et donc l'ombilic n'est pas encore cicatrisé. De retour à la maison, la mère doit donc effectuer ces soins qui font partie des soins d'hygiène quotidienne du nouveau-né, le moignon ombilical est le plus souvent considéré comme " plaie " et source de douleur.

Pour surmonter cette appréhension, le personnel soignant de la maternité doit accompagner les mères dans l'apprentissage des soins du cordon pour devenir autonome au retour à domicile.

-Rappel anatomo - physiologique

Le cordon ombilical relie le fœtus à la mère par l'intermédiaire du placenta, pour les échanges fœto-maternels. Il comporte 1 veine et 2 artères :

- La veine ombilicale : transporte le sang oxygéné et riche en nutriments vers le fœtus.
- Les artères ombilicales : ramènent le sang non oxygéné du fœtus vers le placenta.
- Le placenta est la zone d'échanges pendant la vie intra-utérine.
  À l'inspection, la veine ombilicale est béante tandis que les artères ombilicales sont collabées.

-Évolution anatomique

Le moignon ombilical n'est pas sensible, car non innervé, se dessèche au bout de 48 heures, formant une croûte qui tombe entre le 5è et le 12è jour, laissant une cicatrice indélébile.

Accueil de l'enfant et soins du cordon à la naissance :
Le clampage du cordon ombilical n'est pas urgent tant qu'il bat, l'enfant continue à recevoir du sang et de l'oxygène maternel.
La pince de Barr est placée à 5 cm du point d'insertion de l'ombilic, le cordon est sectionné au ras de la pince à l'aide des ciseaux stériles ou d'une lame de bistouri.
A ce stade, il faut désinfecter le moignon à l'aide de l'alcool à 60° ou à l'héxomedine en solution, ou encore avec l'alcool iodé, ou de la bétadine. Il faut laisser le moignon sécher à l'air libre.

Figure 4 : Cordon ombilical laissé à l'air ambiant

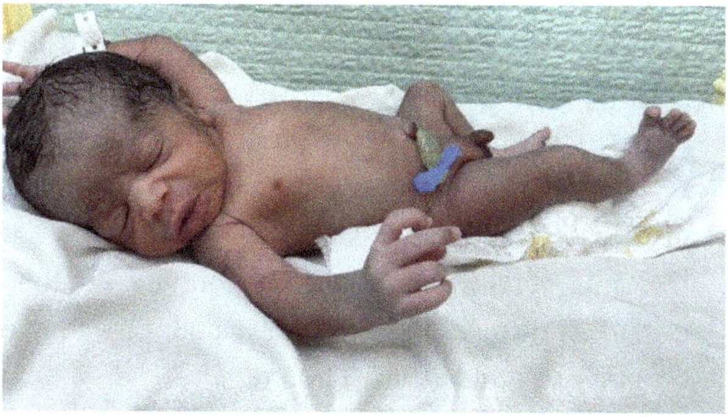

Techniques de soins du cordon:
1 - Préparation du matériel :
Plateau propre comprenant :

- Désinfectant: alcool à 60°, héxomédine.
- Compresses stériles.
- Pince coupante..

2 - Réalisation du soin, en respectant l'hygiène, l'efficacité et le confort de l'enfant :

- Installation de l'enfant :

- en décubitus dorsal sur un plan propre et sec
- moitié supérieure du corps habillé pour éviter le refroidissement

- le siège nettoyé et reposant sur une couche propre

- Déroulement des soins :
  - Le matériel doit être préparé à l'avance afin de ne pas laisser l'enfant déshabillé trop longtemps.
  - Le soin de l'ombilic est un soin aseptique, donc il faut bien se laver les mains avant, surtout si on vient de procéder à un soin septique tel que "change du bébé".
  - Si le cordon est sec, on peut procéder à l'ablation du clamp de Barre, avec la pince coupante, préalablement désinfectée ou avec une lame de bistouri.
  - A l'aide d'une compresse stérile, imbibée d'alcool ou d'hexomédine, on nettoie la base du cordon en allant du centre vers la périphérie pour éviter une éventuelle souillure du point d'insertion et limiter ainsi les risques infectieux.
  - Des plis cutanés se forment autour du cordon, il est important de bien dégager la base pour procéder au soin, ceci favorise une cicatrisation rapide.
  - À la 48e heure, appliquer l'éosine aqueuse à 2%, en laissant tomber 2-3 gouttes du produit à la base du cordon ou à l'aide d'une compresse imbibée.
- Adaptation de l'attitude pédagogique :

Les soins du cordon sont source de soucis et d'inquiétude pour les parents, le rôle du personnel de santé est de :

- Effectuer si nécessaire une démonstration.
- Faire progressivement participer les parents à ce soin tout en étant attentif à leurs différentes réactions.
- De donner les explications, sans oublier d'aborder le matériel nécessaire pour la suite des soins.

- Adapter l'attitude pédagogique à l’expérience et à l'aisance de chaque parent.

- Transmission :

Le soin doit être noté sur la feuille de surveillance du nouveau-né en précisant :

- L’aspect du cordon
- Les anomalies éventuelles
- La chute du cordon
- Le comportement du nouveau-né pendant les soins
- La présence éventuelle d'urines ou de selles
- La participation, l'aisance, l'autonomie des parents par rapport aux soins
- Ces transmissions écrites doivent être orales surtout en présence d'éventuelles anomalies.

Conclusion

Les techniques des soins néonatals doivent bien codifiés et bien connus par le personnel soignant de la maternité et du service de néonatologie. Il convient de rappeler l’alimentation indispensable du nouveau-né. C’est l’objet du chapitre suivant.

Chapitre 3
Alimentation du nouveau-né

Ce chapitre a pour matrice l'alimentation du nouveau-né. Il me semble important de signaler, parmi les aliments indispensables, le rôle central du lait maternel maternel. Ce qu'il faut en plus savoir, c'est que les nouveau-nés de faible poids de naissance requièrent une alimentation spécifique. Cette question est évoquée au second point de ce chapitre. Le troisième point porte sur l'alimentation entérale, le quatrième sur la ration et le nombre de repas par 24 heures.

3.1. Allaitement maternel

Le lait maternel est l'aliment naturel du nouveau-né ; un aliment complet, contenant tous les nutriments nécessaires au développement, à la croissance et à la maturation des nourrissons.

L'allaitement maternel reste la référence pour l'alimentation du nouveau-né et du nourrisson du fait de ses multiples avantages nutritionnels et fonctionnels. L'OMS recommande sa poursuite pendant au moins 6 mois, c'est l'allaitement maternel exclusif de 6 premiers mois.

Sont évoqués ici les bénéfices de l'allaitement maternel, ses contre-indications, la conduite à suivre.

3.1.1 Bénéfices de l'allaitement maternel

Parmi les avantages médicaux reconnus, on peut citer :

- La supériorité nutritive,

- la réduction considérable de la mortalité infantile : c'est une stratégie qui réduit la mortalité infantile à environ 13% ;
- la diminution de l'incidence des maladies infectieuses (infections néonatales, entérocolite ulcéronécrosante, diarrhées aiguës, infections respiratoires sévères),
- la protection immunologique : réduction de l'atopie dans la première année, réduction possible de risque de mort subite du nourrisson
- la diminution de l'incidence du surpoids, de l'obésité et du diabète type 1 et 2
- les bénéfices du lait maternel sur le neurodéveloppement sont probables : augmentation des habilites cognitives et performance scolaire,
- effet analgésique pendant les procédures douloureuses,
- les hormones de la lactation pourraient également jouer un rôle favorisant dans le lien mère-enfant.

Je ne peux signaler les bénéfices de l'allaitement maternel sans en évoquer les contre-indications.

3.1.2. Contre-indications à l'allaitement maternel

Les contre-indications pédiatriques à l'allaitement sont très rares. Les unes sont absolues, les autres relatives.

3.1.2.1. Contre-indications absolues

- Infection maternelle par le VIH,
- Tuberculose active sans traitement,
- Lésions actives d'herpès au niveau des seins,
- Cancer en cours de traitement,
- Certaines maladies métaboliques chez l'enfant dont la galactosémie,
- Certaines prises médicamenteuses : chimio, radiothérapie, anticonvulsivant…

3.1.2.2. Contre-indications relatives

Les hépatites virales B et C

L'allaitement maternel a une conduite à suivre qu'il convient de rappeler présentement.

3.1.3. Conduite de l'allaitement maternel

A la salle de naissance, l'installation du nouveau-né en peau à peau immédiatement ou peu après la naissance, pendant une durée suffisante (30 minutes à 1 heure), permet la mise en place d'échanges entre la mère et l'enfant, extrêmement favorable entre autres à la mise en route précoce de l'allaitement.

L'enfant présente, après un accouchement eutocique, une période d'éveil maximale dans les 2 heures qui suivent la naissance. Il est capable de ramper seul vers le mamelon et très souvent de l'attraper sans aide. Le rôle des soignants sera d'organiser le positionnement de la mère et de l'enfant.

Le lait infantile doit être limité aux enfants à risque d'hypoglycémie ou présentant des signes de déshydratation.

Les protocoles d'alimentation doivent tenir compte du fait que l'adaptation glycémique après une naissance eutocique chez un nouveau-né à terme et eutrophe est bonne. Ainsi, l'absence de tétée efficace à la naissance ne doit pas induire de biberon systématique, ni même de glycémie capillaire. Pour la même raison, le rythme des tétées doit rester souple. Le sein doit être proposé au nouveau-né qui s'éveille en montrant les signes qu'il est prêt (bruits de succion, protraction de la langue, reflexe de fouissement, ...) et avant qu'il ne s'agite.

L'hypervigilance nocturne du nouveau-né induit un rythme effréné de tétées en début de soirée et première partie de nuit, qu'il est bon de respecter en étant tolérant. Le nombre de tétées par jour, ainsi que leur qualité, est un élément rassurant (au moins 8 tétées par jour) car le lait maternel se digère en 90 minutes.

Lors du séjour en maternité, le personnel soignant doit s'assurer de plusieurs points :

- La mère sait-elle reconnaitre les petits signes qui montrent que le nouveau-né est prêt à téter ?
- La mère sait-elle faire la différence entre téter et être au sein ?
- La lactation est-elle établie ?
- La mère sait-elle positionner son bébé au sein correctement ?

Ceci peut prendre 3 à 7 jours. Le rythme propre au nouveau-né est caractérisé le premier mois par la brièveté des phases d'éveil calme et l'hypervigilance nocturne.

Il faut parfois être patient avant de prescrire des compléments de lait devant une courbe de poids descendante. L'augmentation du nombre de tétées, voire l'apport de lait de mère tiré sont généralement suffisants. La reprise pondérale suit généralement la montée de lait entre J3 et J4.

En l'absence d'allaitement maternel, le choix de la préparation dans la première semaine s'oriente vers un lait contenant des protéines du lait de vache.

Tableau 1. Composition du lait maternel

Composition / 100 ml	Lait maternel
Calories (Kcal)	68
Protéines (g)	1
Glucides (Lactose) (g)	7,2
Lipides (g)	3,91
Osmolarité mOsm/kg H_2O	286
Sodium meq/l (mg/l)	7,7 (177)
Potassium meq/l (mg/l)	13,6 (531)
Chlore meq/l (mg/l)	11,9 (422)
Calcium meq/l (mg/l)	13,9 (279)
Phosphore meq/l (mg/l)	9 (143)
Fer mg/l	0,27

Quelle alimentation administrée à un nouveau-né de faible poids de naissance?

3.2. Alimentation des nouveau-nés de faible poids de naissance

Les besoins nutritionnels des nouveau-nés de faible poids de naissance (prématurés modérés ou hypotrophes à terme) sont supérieurs à ceux des nouveau-nés à terme eutrophiques. En effet, la vitesse de croissance in utero est très rapide en fin de troisième trimestre. Le lait maternel seul ne suffit pas à tous les besoins en nutriments de ces nouveau-nés, d'où la nécessité d'une fortification du lait maternel.
Voici quelques repères sur les modalités de prise en charge nutritionnelle des nouveau-nés de faible poids de naissance.

En fonction du poids corporel : de 1800g à 1900g, plus de 1900g

3.2.1. Poids de naissance compris entre 1800 – 1900 g

L'alimentation orale ne suffit pas pour couvrir les besoins nutritionnels de ces enfants. Il faut toujours prévoir une alimentation parentérale.

- Définir les besoins hydriques totaux
  - Débuter le 1er jour à 70 ml/kg/j.
  - Augmenter de 10 à 20 ml/kg/j (+ 10 – 15 ml/kg/j supplémentaires si photothérapie).
  - Jusqu'à 160 à 180 ml/kg/j.
- Définir les apports par voie entérale
  - Débuter à environ 20 ml/kg/j, puis augmenter d'environ 20 ml/kg/j, puis passer à 7 repas après quelques jours, quand la ration est bien tolérée.
- Apporter le complément par voie veineuse

  La nutrition parentérale repose sur l'utilisation des solutions « standardisées » utilisables par voie veineuse périphérique (osmolarité < 700 mOsm/L) ; Ces solutions contiennent un mélange de glucose, d'acides aminés, de lipides, des oligoéléments et de vitamines. Elles sont fabriquées soit par une société spécialisée et autorisée pour la fabrication soit par une pharmacie hospitalière en fonction des besoins nutritionnels de l'enfant.

  Il convient de rappeler l'alimentation à administrer à un nouveau-né de plus de 1900 g dans les pages qui suivent.

3.2.2. Poids de naissance > 1900 g

L'alimentation entérale seule est envisageable, sous surveillance stricte de l'évolution du poids. Si la perte de poids est supérieure à 10% du PN, il faut ajouter une alimentation parentérale.

Débuter l'alimentation orale avec 7 à 8 repas de 5-10 ml/j puis augmenter de 5-10 ml/repas chaque jour.
Définir le nombre de repas et la ration en fonction du poids.

PN (g)	Début	Ensuite
1900 – 2100	7 – 8 repas de 5 – 10 ml	↑5 à 10 ml/repas chaque jour**
2100 – 2500	7 – 8 repas de 10 ml	↑5 à 10 ml/repas chaque jour**
2500	7 – 8 repas de 10 – 20 ml	↑10 à 20 ml/repas chaque jour**

**en fonction de la glycémie et de la tolérance digestive
Les pages qui suivent portent sur l'alimentation entérale indispensable au nouveau-né.

3.2.2.1. Alimentation entérale

Je parle du type de lait, des modalités d'administration de l'alimentation entérale

- Type de lait :

1. Si l'allaitement maternel est possible : mode d'alimentation optimal.
   - Si l'enfant tête bien : tétée au sein
   - Si l'enfant ne tête pas ou pas assez : la mère tire son lait, qui est ensuite administré à l'enfant.

   Le lait maternel n'est pas assez riche en protéines, énergie et minéraux pour couvrir les besoins du grand prématuré (PN < 1500 g), il est donc enrichi avec un « fortifier » qui est un lait de vache contenant ces différents nutriments (protéines et calories).

   L'enfant modérément prématuré (PN > 1800 g) qui tête bien peut prendre des quantités suffisantes de lait maternel, saura adapter la ration à ses besoins. S'il ne tête pas bien au sein, il peut être nécessaire de tirer le lait avant de l'administrer à l'enfant. Il est alors possible de rajouter du « fortifier ».

2. En l'absence d'allaitement maternel, ou en l'absence de lait maternel disponible : il faut donner des préparations à base de lait de vache (supplément commercial) pour enfants de faible poids de naissance (elles sont précédées du préfixe « Pre »).
   Il faut éviter :
   - les préparations pour nourrissons (1er âge) car ne couvrent pas les besoins nutritionnels et n'ont aucun avantage démontré par rapport à une préparation pour les enfants de FPN.;
   - les solutés de réhydratation orale car ne couvrent pas les besoins nutritionnels et, ces apports sont très déséquilibrés (beaucoup de sodium, pas de protéines) .

Quelles sont les modalités d'administration de l'alimentation entérale ? Cette question est élucidée au point suivant.

- Modalités d'administration de l'alimentation entérale

1. Discontinu, le plus souvent
2. Continu, à l'aide d'une pousse seringue (2 h sur 3 ou 3 h sur 3) exceptionnellement si hypoglycémie ou mauvaise tolérance digestive en alimentation discontinue.

Il convient de bien maîtriser la ration et le nombre de repas à administrer au nouveau-né. C'est la matrice des pages suivantes.

3.2.2.2. Ration et nombre de repas

1. AU début : en fonction du poids à la naissance

2. Ensuite : en fonction de la tolérance de l'alimentation

   - Régurgitations, vomissements

     11. Traitement postural : DLG
     12. Adapter le rythme de l'alimentation (durée d'administration)
     13. En dernier recours, épaissir le lait (Gumilk : 1 mesurette de 2g/100 ml)

   - Résidus

     Le volume des résidus (> 20% de la ration précédente) est plus important que leur couleur. Pas d'intérêt démontré à re-administrer les résidus propres.

   - Consistance des selles

   - Examen abdominal (distension ?)

Surveillance de l'alimentation

14. Évolution pondérale :
    La perte de poids ne doit pas excéder 10% du PN.
    Le gain pondéral doit se situer entre 10 et 30 g/j.
15. ± Surveillance glycémique (/6h) pendant les premières 24 h.

Conclusion

L'allaitement maternel doit débuter le plus tôt que possible afin de faire bénéficier le nouveau-né de tous les avantages du lait maternel.
Je viens d'évoquer l'alimentation indispensable pour le nouveau-né. Il est important à présent de signaler l'index pharmacologique utile pour la santé du bébé dans le chapitre qui suit.

Chapitre 4

Index pharmacologique néonatal

Le présent chapitre a pour pierre de touche l'index pharmacologique néonatal.

MEDICAMENT	DOSE / KG DE POIDS CORPOREL	COMMENTAIRES
Acide folique Cé 5 mg	PO : 0,5 mg/24 h en 1 dose quotidienne	Indication : 331. Anémie par déficit nutritionnel 332. Anémie du prématuré 333. Supplémentation FPN
Adrénaline Ampoule de 1 mL (= 1 mg)	16. IV : 0,01-0,03 mg/kg soit 0,1 – 0,3 ml/kg/dose ; répéter toutes les 3-5 minutes au besoin 17. Endotrachéale (ET) :	• Dilution : diluer 1 ml dans 9 ml de Sérum physiologique 0,9% (solution 1 :10000) • Effet inotrope et vasoconstricteur • Indication : Réanimation du

	0,5 ml – 1 ml/kg/dose (maximum 3 ml/dose)	NN en salle de naissance • Vitesse d'administration : rapidement ; ne pas faire suivre d'un rinçage salin
Albumine 20% (200 g/l) solution pour perfusion	Perfusion sur 4 h: 1 g/kg/dose (± 1 mg/kg de Furosémide)	• Flacon de : - 50 ml contient 10 g d'albumine humaine - 100 ml contient 20 g d'albumine humaine • Diluer dans une solution isotonique cristalloïde, Glucose 5%, NaCl 0,9% ou Lactate Ringer. • Indication : Ictère néonatal (comme adjuvant thérapeutique à la photothérapie intensive)

		• Effets indésirables : réactions allergiques.
Amikacine (sulfate)	IV, IM : 15 mg/kg/24 h en 1 dose pendant 3 jours	• Indication : Bactéries gram – (Pseudomonas, Klebsiella, Enterobacter, E. coli, …) • Effets secondaires majeurs : néphrotoxicité, ototoxicité
Amoxicilline	IV, IM : 100 – 200 mg/kg/ en 3 doses toutes les 8 h	
Amoxicilline / Acide clavulanique (Augmentin®)	IV : 100 mg/kg/24 h d'Amoxicilline en doses fractionnées toutes les 8 h	Indications : • Infections des VRI • Infections cutanées • Infections urinaires
Atropine sulfate	IVD: 0,01 – 0,03 mg/kg/dose PO: 0,02 – 0,09 mg/kg/dose toutes les 4-6 h	Indications : • Bradycardie sinusale • En préopératoire : réduction de l'hypersalivation et secrétions des VR

Bicarbonate de sodium 0,5 mEq/ml (solution 4,2%)	IVL en 1 – 2h ou perfusion continue : 18. 2 mEq/kg 19. Dose en mmol : [0,5 x poids (kg) x ($HCO3^-$ désiré – $HCO3^-$ sérique en mmol/L] 20. Dose estimée en meq : Déficit en base (meq/L) x 0,3	34. Bicarbonate de sodium 8,4% = 1 mmol/mL • Indication : Acidose métabolique. • Diluer chaque ml d'une solution 8,4% avec 1 ml d'eau pour obtenir une concentration finale de 0,5 mmol/mL. • Ne pas mélanger avec le calcium ou phosphate • Assurer une bonne ventilation
Caféine (citrate)	IV, PO : 21. Dose de charge : 20 mg/kg 22. Dose d'entretien (24h après DC) : 5 mg/kg/24 h en 1 dose	• Indication : 23. Prématuré < 35 SA 24. Apnée du prématuré • Effets indésirables : - Hyperexcitabilité - Tachycardie - Polyurie - Stase gastrique,

		météorisme abdominal - ECUN (rarement)
Cefotaxime sodium (Claforan®)	IV, IM : 100 – 200 mg/kg/24h en doses fractionnées toutes les 8 h	• Indication : Bactéries gram - : E. coli, Enterobacter, Klebsiella, H. influenzae • La solution reconstituée est stable pendant 24 h à T° ambiante où 7 jours au réfrigérateur
Ciprofloxacine	IV, IM : 20 mg/kg/24h en doses fractionnées toutes les 12h	• Administrer pendant 30 min
Clonazépam (Rivotril®)	IVL : • Dose de charge : 0,1 mg/kg • Dose d'entretien à partir de 0,1 mg/kg/24 h jusqu'à une dose maxim de 1 mg/kg/24 h	• Solution à diluer et solvant pour solution injectable IM IV 1 mg/mL • Indication : convulsions néonatales
Dexaméthasone	IV : 0,25 – 0,5 mg/kg/dose toutes les 8h	
Dopamine	IV :	• Indication : Choc septique

Ampoule à 50 mg/ml	- Diluer 1 ml de Dopamine dans 49 ml de sérum physiologique. - Réglage du débit de la perfusion : le poids (kg) divisé par 3, donne une valeur de débit en ml/h correspondant à 5 µg/kg/min. - Adaptation de la dose : on augmente de 2,5 µg/kg/min toutes les 5 à 10 min jusqu'à la dose maximale de 20 µg/kg/min.	
Dobutamine Ampoule à 50 mg/ml	IV : - Diluer 1 ml de Dobutamine dans 49 ml de sérum physiologique. - Réglage du débit de la perfusion : le poids (kg) divisé par 3, donne une valeur de débit en ml/h correspondant à 5 µg/kg/min. - Adaptation de la dose : on augmente de 2,5 µg/kg/min toutes les 5 à 10 min jusqu'à	• Indication : Choc cardiogénique

	la dose maximale de 15 µg/kg/min.	
Érythropoïétine (EPO) 1000 UI/ml (seringue préremplie de 0,5 ml)	SC: 750 UI/Kg/sem en 3 injections soit 250 UI/kg 3x/ sem //6 sem	• Conservation : au réfrigérateur entre + 2° et + 8° C • Le sortir 15 à 30 min avant l'injection • Indication : Prévention Anémie du prématuré (< 32 sem) • Peut-être débuté au J3 post natal • Ne pas administrer si infection ou inflammation (CRP, PCT, VS +++) jusqu'à la fin de l'infection • Effet indésirable : Rétinopathie du prématuré de diagnostic tardif
Fer (sulfate ferreux)	PO : - Prophylaxie : 1 – 2 mg/kg/24h (0,1 ml) en 1 dose	• Indications : - FPN (< 1,8 kg) - Anémie ferriprive

	- Traitement : 3 – 6 mg/kg/24h (0,3 ml) en doses fractionnées toutes les 8 – 24 h puis augmenter progressivement jusqu'à 5 – 10 mg/kg/j	(Hb < 12g/dl)
Furosémide (Lasix®)	IV, PO : 1 mg/kg/dose toutes les 12h	• Indications : - Œdèmes, - insuffisance cardiaque, - hypertension
Gentamicine	IV, IM: 3 – 5 mg/kg/dose/24h	Effets secondaires majeurs : ototoxicité, néphrotoxicité
Glucagon	IV, IM, SC : - Bolus: 0,2 mg – 0,3 mg/kg/dose - Infusion de 24 h : 10-20 µg/kg/h (0,5 - 1 mg)	• Indication : Hypoglycémie réfractaire • Moins efficace chez les NN prématurés ou avec RCIU (réserves en glycogène limitées : hypoglycémie rebond)

Gluconate de Calcium 10%	- IV, IO (Bolus) : 1 – 2 ml/kg plus de 10 min; (dilution 1 : 1 avec Ser Physio) - IV (Maintenance) : 5 ml/kg/j en perfusion ou PO en 4-6 doses au cours de repas - IV (Hyperkaliémie) : 0,5 ml/kg en 2 - 4 min - Exsanguinotransfusion	• Indications : Hypocalcémie et prévention de l'hypocalcémie pendant l'exsanguinotransfusion • Éviter extravasation, • Surveillance cardiaque (arythmie). • Incompatible avec le bicarbonate de sodium ($NaHCO_3$) et le phosphate • 1 ml de gluconate de calcium 10% = 100 mg de gluconate de calcium = 9,3 mg de calcium élément = 0,23 mmol de calcium élément = 0,46 mEq de calcium élémentaire

Lactate de Gluconate de Calcium (Sandoz® Calcium Forte)	PO : 0,5 – 2 mmol/kg/j	• Indication : Supplémentation prolongée • Associer une supplémentation en phosphate • Chaque comprimé contient 500 mg de calcium élément. • Dissoudre 1 comprime dans 50 ml d'eau distillée + 0,25 mmol/ml. • Administrer 2 – 8 ml/kg/j au cours des repas
Glucosé (Dextrose) 10%	• Hypoglycémie persistante (< 1,8 à 2 mmol/L) asymptomatique : - Perfusion de G10% 65 à 90 ml/kg/24h - Minibolus de G10% 2 ml/kg en 2 à 5 min • Glycémie < 2,6 mmol/L symptomatique : - Bolus de G10% 2 à 4 ml/kg 2 à 5 min - Puis perfusion de G10% 65 à 90 ml/kg/24h (↑débit au besoin selon glycémie de contrôle : objectif > 2,6 mmol/L)	

	- Si hypoglycémie résistante ou persistante : consultation spécialisée. - À considérer après consultation : ▪ Hydrocortisone 1 – 2 mg/kg IV toutes les 6 h ▪ Diazoxide 3 – 5 mg/kg PO toutes les 8 h ▪ Glucagon 30 µg/kg IV • Soutien hydroélectrolytique : - NNT : H0 – H48 de vie: 60 ml/kg/j H48 de vie: augmenter de 10 ml/kg/j - NN prématuré : H0 – H24 de vie : 85 ml/kg/j >H24 de vie : 100 ml/kg/j	
Hydrocortisone	- Hypotension : IV : 1 - 2 mg/kg en dose unique - Stress / Hypoglycémie réfr actaire: 5 mg/kg/dose toutes les 8 - 12 h ou 1 – 2 mg/kg/dose toutes les 6 h	
Insuline	- Posologie initiale : 1 mUI/kg/min (soit 0,06 UI/kg/h) progressivement augmentée à 2	• Indication : Hyperglycémie sévère (>350 mg/dl ou > 8,3 mmol/L) : diminution

	mUI/kg/min (soit 0,12 UI/kg/h). - Objectif de glycémie sanguine 200 mg/dl	graduelle dès apports de 2 mg/kg/min toutes les 4 -6 h • Effets indésirables : Hypoglycémie, hyperglycémie rebond • Préparation Insuline : - Insuline 1 UI/ml (solution 1) : ▪ Insuline Actrapid : 0,2 ml ▪ Ser physiologique : 19,8 ml ▪ Solution de 20 ml pour 20 UI d'Insuline - Insuline 0,1 UI/ml (solution 2) : ▪ Solution 1 : 5 ml

		▪ Glucose 5% : 45 ml ▪ Solution de 50 ml pour 5 UI d'Insuline - Posologie initiale : 0,06 – 0,12 UI/kg/h. Posologie maximum : 0,5 UI/kg/h 1. Purger la ligne avec 10 ml de la solution 1 pour prévenir l'absorption de l'Insuline au niveau de la tubulure. 2. Administrer d'abord 0,6 ml/kg/h à la pousse seringue puis réajuster en fonction de la glycémie contrôle.

		3. Augmenter progressivement de 0,06 UI chaque 2 heures ou 4 heures si glycémie > 200 mg/dl - Surveillance : ▪ État d'hydratation ▪ Glycémie capillaire toutes les 2 heures ▪ Glycosurie 1 x/24h ▪ ETF et bilan infectieux
Lactate Ringer	IV et voie ombilicale : - 10 ml/kg	• Indication : Solution de remplissage en cas d'hypotension • Vitesse : en 5 à 10 min

Magnésium (sulfate) (solution à 50% = 1 g/2ml = 2 mmol/ml)	IM, IV : 0,1 ml/kg toutes les 12 h	• Indication : Hypomagnésémie ou hypocalcémie • Calcul de doses :1g / 10 ml 1g = 1000 mg Qté à admn en ml = (dose x 10) /1000
Méropénem	IVL : 20 mg/kg/24h en doses fractionnées toutes les 8 h.	Le flacon reconstitué peut être conservé à 4°C pendant 24 h
Métronidazole	IV : 30 mg/kg/24h en doses fractionnées toutes les 6-8 h.	Indication : Infections à bactéries anaérobies
Névirapine Sirop (10 mg/ml)	PO : 2 mg/kg en 1 dose unique	• Indication : Prévention de la transmission verticale de l'infection au VIH chez le nouveau-né • Doses chez les NN exposés au VIH (suspension buv 50 mg = 5 ml): - PN < 2500g : 1 ml/24h/6 sem

		- PN >= 2500g : 1,5 ml/24h/6 sem
Nystatine	PO : 1 ml (100 000 U) en badigeonnage buccal toutes les 8h	
Oméprazole	PO: 0,5 – 1,5 mg/kg/dose/24 h	Indication : RGO Pour préparer une solution orale de 2 mg/ml : dissoudre le contenu de 2 capsules de 20 mg dans 20 ml d'une solution de bicarbonate de soude 8,4% et bien mélanger.
Paracétamol	- PO, IR : 15 – 20 mg/kg/dose toutes les 6 h au besoin - IVL (Perfalgan®) 20 mg/kg	Dose max : 90 mg/kg • Indication : Analgésie
Phénobarbital (Gardénal®)	IVL : - Dose de charge : 20 mg/kg Dose d'entretien (après 12 h) :5 mg/kg/j (où PO en 1 – 2 doses/j)	• Indication : convulsions néonatales (Traitement de choix des convulsions néonatales car permet de

		contrôler 80% des crises) • Effets secondaires majeurs : dépression respiratoire, hypotonie, hypotension artérielle
Phénytoïne (Dilantin®) Ampoule à 250 mg/5 ml	Dose de charge : 15 mg/kg en IVL 20 min Dose d'entretien (à H12 après la DC) : 3 mg/kg/12h	• Indication : convulsions néonatales • Préparation : Diluer 1 amp. Dans 5 ml de ser. Physiologique >> solution à 1 ml = 25 mg. Conservation entre 15 et 30° C
Piperacilline - Tazobactam	IV, IM: 200 mg/kg/24h de Piperacilline en doses fractionnées toutes les 8 h.	
Potassium (chlorure)	IV perfusion : H48: 1 – 2 meq/kg/j si diurèse adéquate PO : 1 - 2 meq/kg/j en 3 – 4 doses	• Indication : Prévention de l'hypokaliémie • Calcul de doses : 1,34 meq >> 1g/10 ml

		1,34 meq x 10 >> 13,4 mg Qté à admn en ml = (dose x 10) / 13,4 • Si hypokaliémie, correction lente 2 – 5 meq/kg/j
Sang total O Rh (-)	IV et voie ombilicale : 10 ml/kg	• Indication : Solution de remplissage en cas d'hypotension • Vitesse : en 5 à 10 min
Sérum physiologique 0,9%	IV et voie ombilicale : 10 ml/kg	• Indication : Solution de remplissage en cas d'hypotension • Vitesse : en 5 à 10 min
Sildénafil	PO : 0,3 – 0,5 mg/kg/dose toutes les 8 h – 12 h	Indication : Hypertension artérielle pulmonaire
Sodium (chlorure)	IV perfusion : 2 - 4 meq/kg/j	• Indication : Soutien hydroélectrolytique et Correction hyponatrémie

		($Na^+ < 120$ mmol/l) • Formule de correction : (Na visé (140) - Na actuel) x poids (kg) x 0,6 donnez la ½ de la valeur sur 12 – 24 h • NaCl 0,9% contient : 1 l = 154 mmol Na 10 ml = 1,5 mmol Na • Calcul de doses : 1,71 meq >> 1g/10 ml 1,71 meq x 10 >> 17,1 mg Qté à admn en ml = (dose x 10) / 17,1 • Contrôler ionogramme toutes les 12 – 24 h
Surfactant	IT : Beractant (Survactant®) : 100 mg/kg/dose soit 4 ml/kg/dose en bolus: répéter toutes les 6-	

	12h au besoin s'il y a persistance des signes de détresse respiratoire // 48 heures de vie (au total 4 doses). Poractant alfa (Curosurf®) : Dose initiale : 200 mg/kg/dose soit 2,5 ml/kg répéter toutes les 12h soit 100 mg/kg/dose si nécessaire (au total 3 doses).	
Vancomycine	IV : 20 – 30 mg/kg/dose toutes les 12h	
Vitamine K1	IM : 1 mg en une dose unique PO : 2 mg/dose	Indication : Prévention de la maladie hémorragique du nouveau-né

Mon dernier chapitre se corse sur les valeurs de référence normales.

Chapitre 5
Valeurs de référence normales

Ce chapitre a pour pierre de touche les valeurs de référence normales du nouveau-né à terme.
J'évoque les valeurs hématologiques normales (Adapté de Delivoria – Papadopoulos 1971), l'ionogramme plasmatique (Adapté de Aecharya 1965), les constantes biologiques du liquide céphalorachidien chez le nouveau-né à terme (Adapté de Naido 1968) ainsi que la table de conversion.

Valeurs hématologiques normales Chez le nouveau-né à terme Adapté de Delivoria – Papadopoulos 1971	
PARAMETRES	VALEURS EXTREMES
Hémoglobine (g/dL)	14 – 20
Hématies (/mm^3)	4 200 000 – 5 800 000
Hématocrite (%)	43 – 63
Réticulocytes (%)	3 – 7
Leucocytes (/mm^3) - Polynucléaires (%) - Lymphocytes (%)	10 000 – 30 000 40 – 80 20 – 40
Plaquettes (/mm^3)	150 – 400 000

Ionogramme plasmatique chez le nouveau-né à terme (moyenne et extrêmes) Adapté de Aecharya 1965					
	Sang ombilical	1 - 4 h	12 - 24 h	24 - 48 h	48 - 72 h
Calcium total (mmol/L) > 2 mmol/L	2,3 1,8 - 2,3	2,1 1,7 - 2,3	1,9 1,5 - 2,5	2,0 1,5 - 2,4	2,0
Chlore (mmol/L l)	103 98 - 110	100 90 - 111	103 87 - 114	102 92 - 114	103 93 - 112
Glycémie (mmol/L) 2,2 – 2,8 mmol/L	4,0 2,2 - 5,3	3,5 2,3 - 5,7	3,5 1,6 - 5,0	3,1 2,2 - 4,9	3,2
Potassium (mEq/L) 3,5 – 5,5 mmol/L	7,8 5,6 - 12	6,4 5,3 - 7,3	6,3 5,3 - 8,9	6,0 5,2 - 7,3	5,9 5,0 - 7,7
Protéines totales (g/L)	61 56 - 85	66 58 - 82	66 59 - 82	69 60 - 85	72
Sodium (mEq/L) 135 – 145 mmol/L	147 126 - 166	143 124 - 156	145 132 - 159	148 134 - 160	149 139 - 162
Urée (mmol/L)	1,1 0,3 – 1,2	0,9 0,3 – 1,3	1,1 0,4 – 2,7	1,1 0,4 – 2,4	1,1
Gaz capillaire	PH: 7,30 – 7,40 PCO_2: 35 – 45 mm/Hg Bicarbonate: 20 – 26 meq Excès de base : - 3 à + 3 PAO_2: 40 – 90 mm/Hg PO_2: 40 – 75 mm/Hg				

Valeurs des constantes biologiques du liquide céphalorachidien chez le nouveau-né à terme Adapté de Naido 1968		
	MOYENNE	VALEURS EXTREMES
GR/mm^3	9	0 - 1070
GB/mm^3	3	0 - 70
$Lymphocytes/mm^3$	2	0 - 20
Protéines (g/L)	0,6	0,3 - 2,4 (ou 0,4 – 1,2)
Glucose (mmol/L) (g/L)	2,8 0,5	1,8 - 4,3 0,3 - 0,8

Table de conversion

	Unité	Facteur de conversion	Unité standard internationale
Bilirubine	mg/dL	17,1	µmol/L
Calcium	mg/dL	0,25	mmol/L
Phosphore	mg/dL	0,32	mmol/L

Magnésium	mg/dL	0,41	mmol/L
Sodium, Potassium, Chlorure	mEq/L	1	mmol/L
Créatinine	mg/dL	88,4	µmol/L
Glucose	g/L	5	mmol/L
Gaz du sang - pO_2 - pCO_2	mmHg (=Torr) mmHg (=Torr)	0,13 0,13	kPa kPa

Conclusion

Le présent ouvrage regroupe les principales valeurs biologiques normales que présente un nouveau-né normal à terme. Des mises à jour régulières pourront être apportées en rapport avec les avancées en néonatologie.

Conclusion générale

Tout nouveau-né normal et à terme, doit bénéficier des soins essentiels à la naissance et doit subir un examen clinique complet, éventuellement assorti du bilan paraclinique. Ce guide pratique de néonatologie regroupe un grand nombre des référentiels des soins au nouveau-né à terme validés, de la salle de naissance jusqu'à son retour au domicile. L'allaitement maternel du nouveau-né à terme et l'alimentation du nouveau-né de faible poids de naissance ainsi que quelques médicaments d'usage courant en néonatologie ont été détaillé. Ainsi cet ouvrage s'adresse non seulement aux étudiants en médecine mais aussi à l'ensemble des professionnels de la néonatologie et, fournit une aide dans la pratique clinique quotidienne.

Bibliographie

- *Pédiatrie pour le praticien*, par A. BOURRILLON. 2011, 6e édition, 950 pages.
- *Neonatology: management, procedures*, ON-CALL PROBLEMS, DISEASES AND DRUGS, by T L. GOMELA. 2013, Seven edition, 1113 pages.
- *Manual of neonatal care*, by J P. CLOHERTY, E C. EICHENWALD, A R. STARK. 2010, Sixth edition, 762 pages.
- *Dictionnaire de pédiatrie weber*, par J. TURGEON, C. HERVOUET-ZEIBER, P. OVETCHKINE, A C. BERNARD-BONNIN, M. GAUTHIER. 2015, 3e édition, 1366 pages.
- *Neonatal guidelines and drug doses*, by Y. JOOLAY, A. HORN. 2019, Fifth edition, 224 pages.
- *Manuel pratique des soins aux nouveau-nés*, par J C. PICAUD, A. CAVALIER. 2018, 3e édition, 563 pages.
- *Memo-périnatalité - guide pratique*, par C. LECLERC, J. GREGOIRE, C. RHEAULT. 2008, 2e édition, 246 pages.
- *Pediatric dosage handbook*, by Carol K. TAKETOMO, J H. HODDING, D M. KRAUS. 2009, 15th edition, 2181 pages.

Annexes

Score de maturité de FINNSTROM, 1977

Glande mammaire 1- Diamètre < 5 mm 2- Diamètre : 5 à 10 mm 3- Diamètre > 10 mm
Mammelon 1- Pas d'aréole 2- Aréole plane 3- Aréole surélevée
Peau de l'abdomen 1- Veines, collatérales et veinules 2- Veines et collatérales 3- Quelques gros vaisseaux 4- Gros vaisseaux absents ou peu distincts
Cuir chevelu 1- Cheveux fins, laineux ou agglomérés 2- Cheveux épais, soyeux et individualises
Cartilage de l'oreille 1- Absent dans l'antitragus 2- Présent dans l'antitragus 3- Présent dans l'anthélix 4- Complet dans l'anthélix
Ongles 1- N'atteignant pas l'extrémité 2- Atteignant l'extrémité 3- Durs et atteignant ou dépassant l'extrémité
Sillons plantaires 1- Pas de sillons larges 2- Sillon sur le tiers antérieur 3- Sillon sur les deux tiers antérieurs 4- Sillon sur la totalité de la plante

Score

Score total	AG (SA)
7	27,5
8	28,5
9	29
10	30
11	31
12	32
13	33
14	34
15	34,5
16	35,5
17	36,5
18	37,5
19	38,5
20	39,5
21	40,5
22	41,5
23	42

Poids de naissance et percentiles
(Kramer MS et al, 2001)

AG (SA)	Poids de naissance (g)			
	10e percentile		90e percentile	
	Garçons	filles	garçons	filles
32	1444	1346	2319	2242
33	1648	1548	2580	2494
34	1866	1768	2851	2761
35	2091	1998	3132	3037
36	2321	2227	3411	3307
37	2552	2452	3665	3543
38	2766	2658	3877	3738
39	2942	2825	4049	3895
40	3079	2955	4200	4034
41	3179	3051	4328	4154
42	3233	3114	4433	4251

Table des matières

Structures éditoriales du groupe L'Harmattan

L'Harmattan Italie
Via degli Artisti, 15
10124 Torino
harmattan.italia@gmail.com

L'Harmattan Hongrie
Kossuth l. u. 14-16.
1053 Budapest
harmattan@harmattan.hu

L'Harmattan Sénégal
10 VDN en face Mermoz
BP 45034 Dakar-Fann
senharmattan@gmail.com

L'Harmattan Cameroun
TSINGA/FECAFOOT
BP 11486 Yaoundé
inkoukam@gmail.com

L'Harmattan Burkina Faso
Achille Somé – tengnule@hotmail.fr

L'Harmattan Guinée
Almamya, rue KA 028 OKB Agency
BP 3470 Conakry
harmattanguinee@yahoo.fr

L'Harmattan RDC
185, avenue Nyangwe
Commune de Lingwala – Kinshasa
matangilamusadila@yahoo.fr

L'Harmattan Congo
219, avenue Nelson Mandela
BP 2874 Brazzaville
harmattan.congo@yahoo.fr

L'Harmattan Mali
ACI 2000 - Immeuble Mgr Jean Marie Cisse
Bureau 10
BP 145 Bamako-Mali
mali@harmattan.fr

L'Harmattan Togo
Djidjole – Lomé
Maison Amela
face EPP BATOME
ddamela@aol.com

L'Harmattan Côte d'Ivoire
Résidence Karl – Cité des Arts
Abidjan-Cocody
03 BP 1588 Abidjan
espace_harmattan.ci@hotmail.fr

Nos librairies en France

Librairie internationale
16, rue des Écoles
75005 Paris
librairie.internationale@harmattan.fr
01 40 46 79 11
www.librairieharmattan.com

Librairie des savoirs
21, rue des Écoles
75005 Paris
librairie.sh@harmattan.fr
01 46 34 13 71
www.librairieharmattansh.com

Librairie Le Lucernaire
53, rue Notre-Dame-des-Champs
75006 Paris
librairie@lucernaire.fr
01 42 22 67 13

www.ingramcontent.com/pod-product-compliance
Lightning Source LLC
LaVergne TN
LVHW051411061026
849535LV00009B/3473